Aktives Zuhören

Kleine Geschichten in Reimen

von A wie Amerikas Mondlandung
bis Z wie Zumba- Fitness

zum Vervollständigen
für Menschen mit Demenz

Angela Weiland
Dezember 2017
Herstellung und Verlag:
BoD-Books on Demand, Norderstedt
ISBN 978-3-7460-4932-8

Vorwort

Die drei ersten Bände „Aktives Zuhören" haben gezeigt, dass Menschen mit einer Demenz Freude am Reimen zu Themen aus ihrem Leben haben.

Die Zeit bleibt nicht stehen und auch hier vollzieht sich ein Generationswechsel.

Die Menschen. die in den 50er bis 70er Jahren jung waren, haben eine andere Biographie und blicken auf andere Lebensumstände zurück.

Das war für mich der Grund, ein weiteres Büchlein zu verfassen.

Während des Schreibens fiel mir auf, dass es nicht die eine nächste Generation gibt, da die Menschen aus Ost und West unterschiedliche Erfahrungen gemacht haben.

Ich hoffe, dass es mir durch meine Recherchen gelungen ist, diesem Umstand Sorge zu tragen.

Ich wünsche mir, dass sich auch dieses Büchlein, wie die vorhergehenden Bände, als ein gutes und sinnvolles Arbeitsmittel erweist und Spaß bringt, sowie einen Einstieg in weiterführende Gespräche bietet.

An dieser Stelle möchte ich mich noch recht herzlich bei meiner Kollegin Sabine Oldenburg bedanken, die bei allen Bänden Korrektur gelesen und auch ansonsten für die eine oder andere Anregung gesorgt hat.

Inhaltsverzeichnis

Musik

Mit Elvis Presley hatte der Aufstand schon begonnen,
doch ab 1960 sind die Beatles   (**gekommen**).
Die vier Pilzköpfe aus Liverpool,
rissen die jungen Leute vom (**Stuhl**).
2 Jahre später kamen die Rolling Stones groß raus,
mit dem Verständnis der Eltern war es endgültig   (**aus**).
Led Zeppelin und viele andere haben sich dazu gesellt,
Jimi Hendrix an der Gitarre war einer der Besten der
          (**Welt**).
Vorbei war es mit Schlagern von Herz, Schmerz und
Liebe,
Beat- und Rockmusik entfesselten die jugendlichen
          (**Triebe**).
Walzer, Foxtrott und Tango war etwas für die Alten,
Underground hatte nun Einzug   (**gehalten**).
Die Eltern waren der Verzweiflung nah,
das war doch kein Tanzen, was man da   (**sah**).
Für sie war die deutsche Kultur dem Untergang geweiht,
um Musik und Tanz gab es immer wieder   (**Streit**).
Zu laut, zu wild und viel zu schrill,
jeder bewegte sich, wie er   (**will**).
Irgendwann wurde es für alle zur Normalität,
für Veränderung ist es also niemals zu   (**spät**).

Schlager der Woche

Jeden Montag um 20 Uhr konnte man sie im Radio hören,
und nichts und niemand durfte mich dann (**stören**).
Schlager der Woche, moderiert von Lord Knud,
die Jugend fand diese Sendung richtig   (**gut**).
Mein Kassettenrekorder war aufnahmebereit,
mit dem Finger auf der Taste war auch ich (**soweit**).
Man versuchte genau den Moment abzupassen,
um die Aufnahme ideal losgehen zu   (**lassen**).
Wehe; der Song wurde nicht ausgespielt,
die schlechte Laune dann schon mal Einzug   (**hielt**).
Wortbeiträge sollten nicht zu hören sein,
ohne Knacken und Rauschen, klar und   (**rein**).
Das ist natürlich nicht immer gelungen,
dann wurde am nächsten Montag darum   (**gerungen**).
Auf diese Weise haben wir uns eine Sammlung angelegt,
die wurde wirklich gehegt und   (**gepflegt**).
Für Originalkassetten war das Taschengeld zu gering,
aber wir lernten, dass es auch anders   (**ging**).
Einen Kassettenrekorder kennen die jungen Leute heut nicht mehr,
dabei ist das doch erst 50 Jahre   (**her**).

Die Jugend

Der ständige Kampf mit den Eltern fing an,
als die Pubertät   (**begann**).
Die Jugendlichen wollten nicht so leben wie sie,
verstanden fühlten sie sich fast   (**nie**).
Sie wollten auch anders als die Eltern sein,
deren spießige Welt war ihnen zu   (**klein**).
Lange Haare waren bei Jungen der letze Schrei,
die Zeit des Faconschnittes war für sie nun (**vorbei**).
Für die Mädchen war der Minirock total in,
fremde Männer schauten da gerne (**hin**).
Die eigenen Väter konnten es jedoch kaum ertragen,
diese Freizügigkeit schlug ihnen auf den   (**Magen**).
So wurde um jeden Zentimeter gerungen,
bei der Rocklänge der Mädchen und der Haarlänge der
          (**Jungen**).
Die Eltern versuchten die Heranwachsenden zu
beschränken,
ihre Sorge war: was sollen denn die Nachbarn
          (**denken**).
Etwas mehr Zucht und Ordnung sollte schon sein,
mit dieser Meinung war man nicht   (**allein**).
Klar war, dass aus solchen Kindern nichts werden kann,
es dauerte lange, bis ein Umdenken   (**begann**).

Freizügigkeit

Über Sex sprach man nicht mehr hinter vorgehaltener Hand,
demonstrativ lagen die Mädels oben ohne am
   (**Strand**).
Hildegard Knef war als Erste mit blankem Busen in der Zeitung zu sehn,
wie man so freizügig sein kann, konnte niemand
   (**versteh'n**).
Auch ein Kuss in der Öffentlichkeit hat die Umwelt verstört,
über so viel Unanständigkeit war man   (**empört**).
Die Hippiebewegung trieb es für viele auf die Spitze,
über Jesuslatschen und Blumenkinder machte man
   (**Witze**).
Die freie Liebe sah man allerdings als Gefahr,
da es ein Angriff auf die Anständigkeit   (**war**).
Die Anti-Baby-Pille war ein Wegbereiter,
denn die Frauen fühlten sich nun   (**befreiter**).
Die Emanzipation der Frau machte große Fortschritte,
mit Alice Schwarzer und der Zeitschrift Emma in ihrer
   (**Mitte**).
Langsam fing nun auch die Suche an,
nach dem neuen Typ vom   (**Mann**).
Yoga, Diskussionsrunden und Töpferkurse waren in,
strickende Männer im Bundestag schienen ein
   (**Gewinn**).

Die Zeitschrift Bravo

1957 erschien die Zeitung das erste Mal,
anfangs in deutlich geringerer **(Zahl)**.
Die Eltern sahen sie eher mit Verdruss,
doch für die Jugend war die Zeitschrift Bravo ein
   (Muss).
Wie schminke ich mich, was ziehe ich an,
wie macht man sich an ein Mädchen **(heran)**.
Dr. Sommer hatte immer eine Antwort parat,
brauchte man bei heiklen Fragen einen **(Rat)**.
Da wurde über so manches Problem geschrieben,
das hätt' einem sonst die Röte ins Gesicht **(getrieben)**.
Bei Vielen hat die Bravo die Aufklärung übernommen
und das Vertrauen der Teenies **(gewonnen)**.
Sie bot Klatsch und Tratsch von den tollen Idolen,
schon wegen der Poster musste man sie **(holen)**.
Wenn man ein Bild von dem Angebeteten fand,
hängte man es sich Zuhause an die **(Wand)**.
Das Taschengeld wurde gern dafür hergegeben,
denn die Bravo bereicherte unser **(Leben)**.
Auch von unseren Kindern und Enkeln wird sie gelesen,
die Themen der Jugend sind wohl immer die Gleichen
   (gewesen).

Die Telefonzelle

Telefonzellen gab es an jeder vierten Ecke,
um sie zu erreichen, lief man meiste eine kurze
      (Strecke).
Öfter stand davor eine kleine Warteschlange,
und bis man dran war, dauerte es manchmal schon
      (lange).
Fasse dich kurz, war eigentlich die Devise,
und die meisten hielten sich an   **(diese)**.
Wollte sich einer mal nicht daran halten,
versuchte man das Klima unangenehm zu   **(gestalten)**.
Mit Schimpfen und Klopfen probierte man es dann
und öffnete die Tür, um zu stören dann und
      (wann).
20 Pfennige kostete ein Gespräch in der Zelle,
ein Notruf war umsonst für den Fall aller   **(Fälle)**.
Ab und zu war ein Telefon mal zerstört
zu Recht war man dann immer sehr **(empört)**.
Entweder verschob man das Telefonat auf eine andere
Zeit,
oder man lief zur nächsten Zelle doch ziemlich
      (weit).
Auf dem Boden lagen oft Müll und Speisereste
und der Geruch war auch nicht immer der **(Beste)**.
Ab den 60er Jahren war Schluss mit langen Wegen,
wer sich's leisten konnte, ließ sich einen Anschluss
      (legen).

Unser erstes Telefon

In dezentem Hellgrau mit Wählscheibe und Schnur
stand das gute Stück bei uns im   (**Flur**).
Anfangs war es noch eine Besonderheit,
doch bald schon eine   (**Selbstverständlichkeit**).
Einige Zeit später waren bunte Apparate angesagt,
orange und grün waren sehr (**gefragt**).
Die Entwicklung war nicht aufzuhalten
und bald gehörten sie zu den   (**Alten**).
Schnurlos sollten die Neuen sein,
mit zweitem Mobilteil, handlich und   (**klein**).
Bald war das Handy der letzte Schrei,
unterwegs hatte man es immer   (**dabei**).
Anfangs waren wir über die Preise manchmal
verdrossen,
doch dann sind Anbieter wie Pilze aus dem Boden
       (**geschossen**).
Konkurrenz belebt das Geschäft, das ist uns klar,
doch sich zu entscheiden nun nicht mehr einfach   (**war**).
Mit tollen Geschenken zum Vertrag wurden Kunden
gewonnen,
verpflichtet für zwei Jahre hat die Preisspirale
       (**begonnen**).
So mancher verschuldete sich, dass war ein Fakt,
denn die Gespräche wurden abgerechnet im
       (**Minutentakt**).
Besonders die Jungen sind in die Falle gegangen
und ihre Verschuldung hat   (**angefangen**).
Mit der Flatrate hat sich die Situation entspannt
und Risiken waren nun besser   (**bekannt**).

Das Handy

Die Technik zieht mich in ihren Bann,
ich staune, was ein Handy so alles   (**kann**).
Es ersetzt Uhr, Wecker, sowie Fotoapparat,
und neuste Nachrichten hast du immer   (**parat**).
Land- und Straßenkarten brauchst du nicht mehr,
denn jetzt navigiert dich dein Handy, bitte   (**sehr**).
Für die Stimmung beim Konzert haben wir früher ein
Feuerzeug genommen,
heut hat das die Taschenenlampenapp   (**übernommen**).
Es ersetzt das Fotoalbum und den Kalender,
Musik hört man über den Speicherchip oder   (**Sender**).
Sollte dann noch Zeit übrig bleiben,
kann man sie sich mit Spielen   (**vertreiben**).
Man schaut sich auf dem Handy Videos an
und notiert im Planer, was man sich nicht merken
        (**kann**).
Den Internetzugang hast du immer bei der Hand,
24 Stunden bist du auf dem neuesten   (**Stand**).
Theoretisch erreichbar bist du rund um die Uhr,
 in der Küche, auf dem Klo und in der   (**Natur**).
Fast hätte ich vergessen, nach altem Brauch,
telefonieren kannst du damit natürlich   (**auch**).
Der einzige, der den Fortschritt hemmt, bist du,
denn manchmal machst du einfach die Augen   (**zu**).

Die Schreibmaschine und der Computer

Die gute alte Schreibmaschine, lang ist's her,
heute benutzt sie kaum einer   (**mehr**).
Das Zehnfingersystem habe ich nie gelernt
und Fehler mit dem nützlichen Tipp-ex   (**entfernt**).
Waren die Korrekturen von zu großer Zahl,
schrieb ich das Ganze eben noch   (**einmal**).
Am Ende wurde noch einmal nach Fehlern gesucht
und manchmal auch ganz fürchterlich   (**geflucht**).
Mit dem Zehnfinger-Suchsystem ging das nicht so fix,
doch alles Schimpfen half da   (**nix**).
Ein neuer Bogen wurde eingespannt,
dabei ist so manche Stunde   (**verrannt**).
In den Neunzigern hat der Computer Einzug gehalten,
und die Büroarbeit musste man anders   (**gestalten**).
Die Liste der Vorteile war zwar riesig lang,
doch Vielen wurde vor der neuen Technik   (**bang**).
Wir haben Übungen mit der Maus gemacht,
heutzutage wird darüber   (**gelacht**).
Es wurde geschult und der Kopf hat geraucht,
doch für die Umstellung wurde das (**gebraucht**).
Schnell schritt die Verbreitung und Entwicklung voran,
dass man sich ein Leben ohne PCs nicht mehr vorstellen
        (**kann**).
 80% haben in Deutschland Zuhaus' einen Computer
stehen,
und es gibt schon genügend Probleme zu   (**sehen**).
Die Jugend könnte Tag und Nacht an ihm verbringen,
geplagte Eltern können ein Lied davon   (**singen**).

Internet- immer online

Mit dem Computer hat das Internet Einzug gehalten
und Vieles ließ sich nun anders   (**gestalten**).
Anfang der Neunziger war es noch recht unbekannt,
aber seine Verbreitung verlief dann (**rasant**).
Anfangs waren die Menschen noch zögerlich,
doch bald begeisterte es auch   (**mich**).
Der Beginn des digitalen Zeitalters ist noch nicht lange
her,
doch ohne Internet geht heut gar nichts   (**mehr**).
Das Lexikon wurde durch Wikipedia ersetzt,
und man ist mit der ganzen Welt   (**vernetzt**).
Google findet alles, egal was man sucht,
es werden Flüge, Hotels und Reisen   (**gebucht**).
Nachrichten erreichen einen binnen Sekunden,
Wohnungen und Arbeitsstellen werden   (**gefunden**).
Heute kauft man über das Internet ein
und tut alles dafür, gut vernetzt zu   (**sein**).
Man kann jeden Winkel der Welt erkunden
und braucht dafür noch nicht einmal   (**Stunden**).
Bankgeschäfte werden online getätigt
sofort werden die Aktionen   (**bestätigt**).
Selbst Partner sucht man über das Netz heute
und findet Privates über wildfremde   (**Leute**).
Man arbeitet zusammen über Ländergrenzen
und trifft sich zum Austausch über Online
          (-**konferenzen**).
Bist du online, bist du erreichbar für jeden, überall und
immer
und holst die große Welt in dein kleines   (**Zimmer**).

Sprache

Es gibt viel neues Vokabular,
die Sprache ist nicht mehr so, wie sie   (**war**).
Die Älteren ärgert es sogar sehr,
die englischen Begriffe werden immer   (**mehr**).
Früher hat man nicht an ein Event gedacht,
sondern eine Veranstaltung   (**gemacht**).
Der Weddingplaner musste nicht sein,
denn die Hochzeit plante man   (**allein**).
Analog, das war einmal,
heute ist alles   (**digital**).
Weil ich mich nach faltenfreier Haut sehne,
ich heute anti-Age Produkte   (**nehme**).
Der Acountmanager steht an der Rezeption,
den Coach kannte man als Trainer   (**schon**).
Zu dem Facilitymannager habe ich keine Idee,
bis ich die Übersetzung: "Hausmeister"   (**seh**).
Den Personenschutz macht der Bodyguard,
Sightseeing sagt man statt   (**Stadtrundfahrt**).
Burn out und Mobbing sind allen bekannt,
doch die Bedienungsanleitungen bringen uns um den
        (**Verstand**).
Ich ordne nur die Mails, dann skype ich mit Steffen,
Heute hat man ein Date, statt sich wie früher zu
        (**treffen**).
Die Landkarten haben wir mittlerweile fast verbannt,
mit Google maps und Navi kommen wir durch Stadt und
        (**Land**).
Wir googlen, appen, simsen und skypen,

doch Rechtschreibung scheint Probleme zu
      (**bereiten**).
Die Geschäfte sind entweder closed oder open,
schlimm finde ich, dass Sportler sich   (**dopen**).
Brainstorming braucht man für neue Ideen,
durch ein Coaching kann man Dinge klarer (**sehn**)
Wenn ich beim Parshippen niemanden finden kann,
hab ich ein „one night stand" dann und   (**wann**).
Erst shill ich, dann geh ich shoppen mit Inge,
heute habe ich keine Power mehr für andere   (**Dinge**).

Mauerbau

Zu seinen Plänen wurde Walther Ulbricht befragt,
„Niemand hat die Absicht, eine Mauer zu errichten", hat
er   (**gesagt**).
Am 13.August 61 hat man seinen Augen kaum getraut,
denn da wurde nämlich trotzdem eine Mauer
          (**gebaut**).
Tausende Soldaten rollten Stacheldraht aus,
voller Verzweiflung sprangen Menschen durchs Fenster
aus dem   (**Haus**).
Familien, Paare und Freunde wurden dadurch getrennt,
von einer Mauer, die die DDR-Führung Schutzwall
          (**nennt**).
Diese wurde Tag und Nacht streng bewacht,
viele Menschen haben sich Gedanken über Flucht
          (**gemacht**).
Es gab in den Jahren viele Tränen, Schmerz und Tod,
die Hoffnung nicht aufzugeben, war das   (**Gebot**).
Durch politische Verhandlungen konnte man erreichen,
die Grenzen ein wenig aufzu (-**weichen**).
In den Siebzigern schlug die Politik hohe Wellen,
und für Passagierscheine konnte man einen Antrag
          (**stellen**).
Man konnte nun vom Westen in den Osten gehen
und es kam zu dem langersehnten (**Wiedersehen**).
Später bekamen auch die Menschen der DDR bei
ausgesuchten Festen
die Möglichkeit für eine Reise in den   (**Westen**).

Mauerfall

Man hat mit der Mauer zu leben gelernt,
aber von einem vereinten Land war man weit
     (**entfernt**)
Doch die Menschen wollten sich wieder vereinen,
und immer mehr sollte diese Hoffnung   (**keimen**).
Die Montagsdemos in Leipzig fingen an
und eine unruhige und unsichere Zeit   (**begann**).
Niemand gab für den Frieden eine Garantie,
aber die Menschen im Osten kämpften friedlich wie
     (**nie**).
Der Ruf „Wir sind das Volk" hallte laut durch die Straßen,
ohne dass die Demonstranten ihre Angst   (**vergaßen**).
Immer mehr Menschen stellten Ausreiseanträge
oder verließen die DDR über andere   (**Wege**).
In der Prager Botschaft war die Hölle los
und der Wunsch nach Freiheit war riesen   (**-groß**).
Am 30.9.89 verloren sich Genschers Worte im
Jubelschrei,
die Menschen durften ausreisen und waren   (**frei**).
Doch auch in Leipzig wurde der Druck groß wie nie,
positiv war auch Gorbatschows   (**Diplomatie**)
Der 9. November war der Tag, der die Wende brachte,
und es passierte, was keiner   (**dachte**).
Die Ausreise wurde erlaubt und die Berliner Mauer
überrannt,
dieses Glücksgefühl übertrug sich auf das ganze
    (**Land**).

Das Leben nach dem Mauerfall

Mit dem Mauerfall öffnete sich das Tor zur Welt,
man konnte reisen, doch brauchte man   (**Geld**).
Nicht jedem ging es nach der Wende so toll,
mit seinen Versprechen nahm Kohl den Mund schon
recht   (**voll**).
Für Viele wurde es ziemlich schwer,
denn sie hatten einfach keine Arbeit   (**mehr**).
Neue Rechte, neue Pflichten, eine andere Bürokratie,
vorgestellt hat man sich das vorher (**nie**).
Die neue Freiheit eröffnete manche Möglichkeit,
doch Etliche sehnten sich nach   (**Geborgenheit**).
Es war ganz schön schwer, denn man wechselt mal nicht
eben
von heute auf morgen in ein anderes   (**Leben**).
Man unterschätzte die Mühe und auch die Zeit,
der Weg zu einem Volk war schon recht   (**weit**).
Doch die Freude über die Vereinigung hat überwogen,
nur wenige hätten die Mauer wieder   (**gezogen**).
Brandt sagte, es wächst zusammen, was zusammen
gehört,
auch wenn manches Problem dabei   (**stört**).
Heute kann man sagen, dass es nicht mehr wichtig ist,
ob du aus dem Westen oder Osten (**bist**).

Die Jeans im Westen, ein Lebensgefühl

Jeans wurden früher als derbe Arbeitshose getragen,
doch schon lange trägt man sie auch an Feier   (-**tagen**).
In meiner Kindheit waren Frauen und Mädchen in Röcke
und Kleider gewandet,
doch Anfang der Siebziger sind Hosen in den Herzen der
Frauen   (**gelandet**).
Die Jeans wurde zum Lieblingskleidungsstück der jungen
Leute,
was die damaligen Eltern nicht immer nur   (**freute**).
Mit weitem Schlag und eng am Po,
das war modern, man trug sie   (**so**).
Wir legten uns mit der Jeans in die Badewanne rein,
es wurde gesagt, sie bleicht dabei aus und läuft auch
noch   (**ein**).
Den Reißer bekam man nur im Liegen hochgezogen,
wer sagte, das sei bequem, der hat (**gelogen**).
 Doch Jeans war nicht gleich Jeans, die Unterschiede
groß,
und Viele trugen bestimmte Marken   (**bloß**).
Die 501 war mal der ganz große Renner,
mit Knöpfen statt Reißverschluss, das wusste der
        (**Kenner**).
Die aktuelle Mode verordnete den Schnitt,
manchmal ohne Schlag und dann mal   (**mit**),
mal 7/8 Länge, mal eng am Bein,
mal musste sie 1 cm über dem Boden   (**sein**).
Auf Taille geschnitten oder im Hüfthosenformat,
gingen sie immer wieder verändert an den (**Start**).
Als so gekaufte Hose mit Löchern und Rissen

wollen wir sie gerade nicht   (**missen**).
Beliebt ist auch der Schritt bis zum Knie,
speziell bei den Jungs, so kennen wir   (**sie**).
In der älteren Generation kam die Jeans etwas später an,
doch auch Oma Und Opa trugen sie   (**irgendwann**).
Zu jeder Zeit wollte man mit der Mode gehn,
heute schmunzeln wir, wenn wir alte Bilder
          (**sehn**).
Ständig verändert die Jeans ihr Gesicht,
nur wegzudenken, das ist sie   (**nicht**).

Die Jeans, ein Kulturobjekt im Osten

In den Siebzigern war sie bei der DDR-Jugend sehr
begehrt,
doch den meisten blieb sie vorerst   (**verwehrt**).
Bei der Führung war die Jeans als westliches Symbol
verpönt,
der Jugend wurde sie damit aber nicht   (**abgewöhnt**).
Sogar der Einlass wurde ihnen mit Nietenhosen
verwehrt,
doch das hat den Trotz eher noch   (**vermehrt**).
Sogar Künstler haben sich für die Jeans stark gemacht,
und so hat die DDR-Führung Zugeständnisse
          (**gemacht**).
Also wurden sie von Boxer, Wisent, Shanty und
Goldfuchs produziert,
von der Jugend aber nur als 2. Wahl   (**akzeptiert**).
Der Stoff war entweder zu hart oder zu weich,
auf den ersten Blick sah man die Ostherkunft   (**gleich**).
Mit gesundheitsförderndem Schnitt saß sie sehr locker,
dass riss die jungen Leute natürlich nicht vom
          (**Hocker**).
Großzügige Westverwandtschaft war wie ein
Hauptgewinn,
war eine Echte bei den Geschenken   (**drin**).
Für Westmark war sie im Intershop zu kriegen,
doch die meisten hatten Zuhause kein Westgeld
(**liegen**).
Dem Politbüro war diese Jeans als Hose ausgesprochen
suspekt,
für die Jungend war sie ein   (**Kulturobjekt**).

Unsere D- Mark

D- Mark und Pfennig begleiteten mich mein halbes
Leben,
hast du 'nen Groschen, kannste mir 'nen Sechser
        (**geben**)?
Die D-Mark war sicher und uns auch so vertraut,
der Protest über eine europäische Währung manchmal
sehr   (**laut**).
Viele Menschen aus dem Osten haben lange auf die
D-Mark gewartet.
und wollten nicht, dass eine neue Währung
        (**startet**).
Bis zur Umstellung dauerte es noch eine ganze Zeit,
doch im Januar 2002 war es (**soweit**).
Die neue Währung hieß Euro und Cent,
die Meinung war immer noch sehr   (**getrennt**).
Für 2 D-Mark bekam man nun einen Euro,
und dieser bekam den Namen   (**Teuro**).
Noch lange errechneten wir den D-Mark Preis beim
Kauf,
viele hatten das Gefühl, sie zahlen   (**drauf**).
Dafür konnte man in EU-Länder fahren
und sich dabei den Geldumtausch   (**sparen**).
An die D-Mark wird manchmal noch mit Wehmut
gedacht,
aber die meisten haben Frieden mit dem Euro
        (**gemacht**).
Das nächste große Ziel heißt bargeldlos,
dann hast du im Portemonnaie die Scheckkarte
        (**bloß**).

Schon jetzt ist die Kartenzahlung Realität,
aber das ist freiwillig und das Geld wird nicht
(**verschmäht**).

Der Jahrtausendwechsel

Schon im Oktober fangen wir zu überlegen an,
was man Silvester denn machen   (**kann**).
Was dabei rauskommt, ist wenig spektakulär,
denn wir sind ja keine zwanzig   (**mehr**).
Mit Raclette oder Fondue im Freundeskreise,
oft feiern wir auf diese   (**Weise**).
Ein Jahreswechsel ist nicht wirklich ein Hit,
den Wechsel eines Jahrzehnts macht man schon seltener
      (**mit**).
Ein Jahrhundertwechsel stellt schon etwas Besonderes
dar,
doch wir erlebten den Jahrtausendwechsel (**sogar**).
Die Vorstellung hat uns tatsächlich etwas bewegt
Und so haben wir schon lange vorher   (**überlegt**),
wie wir denn dieses Silvester gestalten,
damit wir es auch in Erinnerung   (**behalten**).
Zu guter Letzt hat das alles nichts gebracht,
denn das Schicksal hat mir einen Strich durch die
Rechnung   (**gemacht**).
Ich wurde krank und bin Zuhause geblieben
und feierte bescheiden im Kreise meiner   (**Lieben**).
Nur die Jüngeren haben sich ins Getümmel begeben,
denn sie wollten schließlich etwas Tolles   (**erleben**).
Wir dagegen zählten den Countdown wie jedes Jahr,
von einer Sekunde auf die andere war das Jahr „2000"
      (**da**).

Der VW Käfer

Der VW Käfer lief 65 Jahre vom Band,
und er ist auf der ganzen Welt **(bekannt)**.
Über 20 Millionen wurden von ihm produziert,
weshalb er wohl niemals seinen Ruf **(verliert)**.
„Er erläuft und läuft", das war sein Markenzeichen,
Seine Haltbarkeit sucht heute seines- **(gleichen)**.
Auch ich konnte einen Käfer mein Eigen nennen,
dadurch lernte ich aber auch seine Schwächen
(kennen).
Die Scheiben waren ziemlich klein,
somit konnte die Sicht nicht komfortabel **(sein)**.
Die Lüftung erwies sich als großes Problem,
oft konnte man während des Fahrens nichts
(sehn).
Die Scheiben waren dann sehr beschlagen,
darüber konnte man sich schon **(beklagen)**.
Dann wischte man während der ganzen Fahrt
und hat dabei nicht an Tüchern **(gespart)**.
Auch die Heizung konnte man nicht leistungsstark
nennen,
im Winter lernte man in ihm das Frieren **(kennen)**.
Dennoch ließ ich nichts auf ihn kommen
und habe viele Reisen mit ihm **(unternommen)**.
Auch für Männer lagen die Vorteile klar auf der Hand,
man konnt' ihn gut reparieren, wenn man was davon
(verstand).
Heute gäbe man sich mit dem Käfer nicht mehr
zufrieden,
doch damals lernten wir ihn richtig **(lieben)**.

Mit dem Käfer in den Urlaub

Man fuhr in den Urlaub mit Kind, Kegel und Zelt,
dabei war es um den Platz nicht üppig   **(bestellt)**.
Der Kofferraum war ziemlich klein
und es passte tatsächlich nicht viel **(hinein)**.
Also kam auf das Dach eine Kofferbrücke,
darauf verstaute man die großen   **(Stücke)**.
Das Auto gewann mächtig an Höhe dazu,
mehr als einen Meter erreichte man im   **(Nu)**.
Mit Folie abgedeckt und mit Gummis verschnürt,
hat man dieses Kunstwerk abschließend   **(gekürt)**.
Die Fußräume wurden hinten richtig vollgestopft,
anschließend hat man sich auf die Schulter **(geklopft)**.
Danach kamen mehrere Decken unter den Po,
besser rausgucken kann man dann **(sowieso)**.
An richtiges Sitzen war nicht mehr zu denken,
aber die Kinder konnten lümmeln und Vater musste
        (lenken).
Anschnallgurte hat es damals noch nicht gegeben,
man verschwendete weniger Gedanken ans Über
        (-leben).
Die Mutter hat alle mit Essen und Getränken versorgt,
die Kühltasche wurde dazu von Oma   **(geborgt)**.
Das Auto war natürlich hoffnungslos überladen,
das musste der Reisegeschwindigkeit   **(schaden)**.
Bei der kleinsten Steigung dachten wir, wir müssten
schieben,
und haben uns mit Anfeuerungsrufen   **(angetrieben)**.
Den Eltern ist der Schweiß ausgebrochen,
aber wir sind den Hügel hinauf   **(gekrochen)**.

Meine heißgeliebte Simson

Mit 15 Jahren durften wir allein ein Moped fahren
und fingen beizeiten an, dafür zu   (**sparen**).
Eine Simson hatten viele und die sollte es sein,
das Geld von der Jugendweihe plante ich dafür   (**ein**).
Mit kleinen Arbeiten verdiente ich mir so manche Mark,
und für den Führerschein büffelte ich   (**stark**).
Die Eltern spendierten dann den fehlenden Rest,
schon der Kauf war ein Riesen   (**-fest**).
Ich war stolz wie ein Spanier und konnte kaum erwarten,
endlich zu meiner ersten Fahrt zu   (**starten**).
Ein Gefühl von Freiheit stellte sich ein,
auch erwachsener fühlte ich mich oben   (**-drein**).
Mädchen wie Jungen knatterten auf ihren Mopeds
umher,
und ihre Selbständigkeit erweiterte sich   (**sehr**).
Im Nu konnte man bei Freunden sein,
und auch für die Mutter kaufte man schnell mal was
      (**ein**).
Wir fuhren zum Eisladen oder Baden am See,
ein Problem hatten wir natürlich bei Glätte und
      (**Schnee**).
Dann blieb das Moped stehen und es fühlte sich wie
früher an,
wenn man nicht einfach von A nach B gelangen
      (**kann**).

Mein Trabi

Einen Trabi zu haben war mein großer Traum,
doch den pflückt man nicht wie einen Apfel vom
      (**Baum**).
Mit 18 Jahren durfte man einen Antrag stellen für ihn,
doch bis zur Lieferung war es lange   (**hin**).
Ungefähr 10 Jahre betrug die Wartezeit,
die zu verkürzen bestand kaum eine
      (**Möglichkeit**).
Gebrauchte Trabis gab es kaum, und wenn nur sehr
teuer,
sie kosteten tatsächlich fast mehr als ein   (**Neuer**).
Wir nahmen es hin, es war eben so
und als ich ihn endlich bekam, war ich   (**froh**).
Wir waren aufgeregt und konnten's kaum erwarten,
unseren ersten Kurztrip zu viert zu   (**starten**).
Schon beim Packen ging das Abenteuer los,
denn der Kofferraum war nicht sehr   (**groß**).
Das eine oder andere ließen wir zu Haus,
dann reichte der Platz für das Gepäck auch   (**aus**).
Mein Mann ist sehr groß und das Auto recht klein,
hinter das Lenkrad passte er gerade so   (**rein**).
Hinterher musste er sich erst einmal entfalten,
vor Lachen haben wir unsere Bäuche   (**gehalten**).
Auch fiel die Unterhaltung unterwegs etwas schwer
selbst nach dem Aussteigen dröhnte es in den Ohren
noch   (**sehr**).
Es hat alles geklappt und hat Spaß gemacht,
trotz Regen und Sturm haben wir viel   (**gelacht**).

Wir hegten und pflegten unseren Trabi, er war schließlich neu,
und blieb uns viele Jahre verlässlich und   (**treu**).
Aber ehrlich gesagt, wenn wir finanziell in der Lage waren,
sind wir lieber Lada oder Wartburg   (**gefahren**).

Urlaub im Wandel

Deutschland ist ein wunderschönes Land,
das haben auch die Deutschen   (**erkannt**).
Aber der Reiz ist groß, sich die Welt anzusehen,
vielleicht mal auf der Akropolis zu   (**stehen**).
In den Sechzigern zog es die Leute nach Italien ans Mittelmeer,
auch der Gardasee gefiel ihnen   (**sehr**).
Spanien lockte mit Kultur, Sonne, Meer und Sand,
Mallorca nennt man sogar das 17. Bundes   (**-land**).
Nach Österreich sind viele Menschen gefahr'n,
es reizten die Berge, Seen und der Kaiser   (**-schmarn**).
Auch Dänemark war ein äußerst beliebtes Urlaubsland,
mit rauerem Klima und leererem   (**Strand**).
Viele sind damals auf einen Campingplatz gefahren,
weil die Kosten einfach niedriger   (**waren**).
Den Menschen ging es gut und die Ziele in die Ferne,
in fremdere Länder wollte man   (**gerne**)
Flugreisen wurden beliebter und billiger obendrein,
da durfte es auch schon mal Gran Canaria   (**sein**).
Mittlerweile locken Ziele außerhalb Europas sehr,
mit Kreuzfahrtschiffen geht es nun über das   (**Meer**).
Mal 'ne Woche New York oder 14 Tage auf Safari gehen,
einmal auf der chinesischen Mauer (**stehen**),
die faszinierenden Pyramiden in Ägypten erkunden,
oder den Grand Canyon mit dem Helikopter
        (**umrunden**).
Aber sehr viele Menschen haben nicht das Geld dafür
und die Nord-und Ostsee liegen fast vor der   (**Tür**).

Kreuzfahrten

Früher waren Kreuzfahrten eine seltene Form zu reisen,
denn die gab es nur zu horrenden   (**Preisen**).
Dort waren die Reichen unter sich,
das war eher nichts für dich und   (**mich**).
Eine Fahrt mit der Fähre konnte man sich gerade noch
leisten,
eher eine Dampferfahrt machten die   (**meisten**).
Doch mit den Jahren sollte sich das ändern,
in den Achtzigern fuhren schon mehr zu den ferneren
     (**Ländern**).
Es wurden Clubschiffe für jedermann gebaut,
und massiv beworben, damit man sich   (**traut**).
Langsam aber sicher probierten es immer mehr aus,
und die wiederum schwärmten dann davon   (**Zuhaus**).
Auch sind die Kreuzfahrten deutlich billiger zu haben,
so dass Viele ihr Geld für eine solche Reise
(**ausgaben**).
Heute boomen die Buchungen und die Kapazität reichte
nicht mehr,
also mussten immer neue und größere Schiffe   (**her**).
Nun bevölkern tausende von ihnen die Meere,
und Warnungen von Greenpeace gingen lange ins
     (**Leere**).
Mit ihren Motoren verschmutzen sie die Meere sehr
und es müssen schnelle Lösungen   (**her**).
Zurückdrehen kann man die Entwicklung leider Gottes
nicht,
doch die Meere zu schützen ist unsere   (**Pflicht**).

Inselreiche

Sylt ist für manche die Insel 1. Wahl,
dabei haben wir nordfriesische Inseln in großer
      (**Zahl**).
Auch Amrum und Föhr gehören dazu,
einige Halligen erreicht man nur mit dem Schiff im (**Nu**).
Ostfriesische Inseln mit Borkum und Norderney,
aber auch Langeoog und Spiekeroog sind mit
      (**dabei**).
Rügen mit seinen weißen Bädern ist toll
und für Usedom sind viele des Lobes   (**voll**).
Eine wunderschöne Halbinsel ist der Darß,
doch nicht das du denkst, das   (**war's**).
Für Hiddensee ganz ohne Autoverkehr,
schwärmen manche Leute   (**sehr**).
Zu den bekanntesten gehört wohl Helgoland,
aber auch die Insel Mainau im Bodensee ist
     (**bekannt**)
Fehmarn in der Ostsee gehört auch noch dazu,
und nun bewegen wir uns auf Inseln außerhalb
Deutschlands   (**zu**).
Mallorca ist unumstritten als die Nr1 zu nennen,
viele auch Griechenlands Inseln Kreta und Korfu
     (**kennen**).
Teneriffa und Gran Canaria fallen mir noch ein,
es dürfen auch Fuerteventura, Lanzarote oder Ibiza
     (**sein**).
Sardinien und Zypern sicher weniger gesehen haben,
manche eine Menge Geld für die Bahamas (**ausgaben**).

Das Schönheitsideal

Jede Epoche hatte ihr Schönheitsideal,
die Rubensfrau, das war   (**einmal**).
So rund und kurvig wollte man es irgendwann nicht
mehr,
es musste die Wespentaille   (**her**).
Mit Korsetts haben sich die Frauen eingeschnürt,
das hat zu Atemproblemen   (**geführt**).
Diese Ideale liegen schon länger zurück,
aber auch uns beeinflussten Modediktate ein
         (**Stück**).
1966 wurde ein britisches Fotomodell bekannt,
als Twiggy machte sie auch Schlagzeilen in unserem
         (**Land**).
Sie war spindeldürr und erhitze die Gemüter sehr,
sie wurde zum Vorbild und das ging mit Problemen
         (**einher**).
Junge Mädchen hungerten und wollten aussehen wie
sie,
die Folge waren Krankheiten wie Magersucht und
         (**Bulimie**).
Die Mode rückte wieder ab von der knabenhaften Figur,
doch gemacht wurde sie für die Schlanken   (**nur**).
Die Emanzipation hat die Frauen selbstbewusster
werden lassen,
dennoch wollte man gern in Kleidergröße 38
         (**passen**)
Diäten begleiteten die Frauen ein Leben lang,
das Schönheitsideal erhöhte einfach den   (**Zwang**).

Wehrpflicht

Der Einzug zum Grundwehrdienst erfolgte für Männer
mit 18 Jahren,
sofern sie nicht mehr in der Schulausbildung
            (**waren**)
Polizisten und Geistliche mussten nicht zur Bunderwehr
und es gab noch ein paar Ausnahmen   (**mehr**)
Viele junge Männer zogen früher nach Westberlin um,
denn so kamen sie um die Wehrpflicht   (**herum**).
Denn Westberlin war von der Wehrpflicht
ausgenommen
und das ist den Jungs   (**entgegengekommen**).
Viele wollten nicht umziehen, und trotzdem nicht zur
Bunderwehr,
doch dafür musste eine gesundheitliche Begründung
            (**her**).
Lehnte man aus Gewissensgründen den Wehrdienst ab,
es die Möglichkeit zum Ersatzdienst   (**gab**).
Etliche haben alternativ Zivildienst gemacht,
den sozialen Bereichen hat das viel Hilfe (**gebracht**).
Nachdem 2011 die Wehrpflicht abgeschafft worden ist,
hat man die sogenannten Zivis sehr (**vermisst**).
Es gab auch Frauen, die wollten zur Bundeswehr gehen,
und wie Männer den Dienst an der Waffe   (**versehen**).
Im Lande wurde viel und heftig darüber gestritten
und man musste um eine gerichtliche Entscheidung
            (**bitten**).
Im Jahr 2000 wurde dann vom Gericht die Entscheidung
getroffen,
die Bundeswehr ist auch für freiwillige Frauen   (**offen**).

Raumfahrt

Alle wissen, der Mond ist unbewohnt,
trotzdem gibt es das Lied vom Mann im   (**Mond**).
In Science Fiction Romanen konnte man früher schon
lesen,
Menschen wären im Weltall   (**gewesen**).
1961 wurde es Wirklichkeit,
denn das Wostok-Raumschiff stand zum Start   (**bereit**).
Kosmonaut Gagarin war der erste Mann im All
und umkreiste unseren schönen Erden   (**-ball**).
Ein Wettlauf zwischen West und Ost begann,
und der nächste im All war ein amerikanischer
        (**Mann**).
Forschung und Arbeit der NASA haben sich gelohnt,
denn ein Raumschiff landete 1969 auf dem   (**Mond**).
Die ganze Welt hielt den Atem an,
als der Ausstieg eines Astronauten   (**begann**).
Man sah ihn in seinem Anzug die Leiter hinuntergehen,
und Millionen von Menschen haben dabei (**zugesehen**).
Neill Armstrong war der erste Mann auf dem Mond,
dennoch bleibt er wohl ewig   (**unbewohnt**).
Heutzutage ist es für uns nicht mehr spektakulär,
Sonden und Satelliten fliegen   (**umher**).
Die Raumstation ISS ist ständig bewohnt
und mancher überlegt, ob ein Touristenflug ins Weltall
        (**lohnt**).
Schon jetzt hat man weitere Planeten ins Visier
genommen,
die Zukunft von Mars und Saturn hat schon
        (**begonnen**).

Moderne Trainingsmethoden

Früher rannte man ein paar Runden, doch was war das schon,
heute gehört Jogging zum guten   (**Ton**).
Gymnastik auf der Matte, das war einmal,
jetzt machen wir Fitness an Geräten und Zumba im
            (**Saal**).
Es wurde geforscht und man tat uns kund,
Walking an Stöcken sei besonders   (**gesund**).
Also kauften viele Leute diese Stöcker ein,
der Handel soll ja nicht der Verlierer   (**sein**).
Laufschuhe gibt es in großer Zahl,
und wer die Wahl hat, hat die   (**Qual**).
Spaß macht Fahrradfahren in der Natur,
viele nutzen jedoch den Heimtrainer   (**nur**).
Auch auf dem Laufband schaffen wir viele Kilometer,
nach Hause geht's im PKW, vor der Tür, da steht   (**er**).
Stolz sind wir darauf, was wir für die Gesundheit tun
und haben das Recht, uns   (**auszuruhn**).
Statt die Treppe zu nutzen geht's im Fahrstuhl nach oben,
für unser heutiges Training können wir uns wirklich
        (**loben**).
Da Sport auch so richtig hungrig macht,
haben wir an einen Imbiss an der Bude   (**gedacht**).
Eine Currywurst mit Pommes dazu soll es sein,
und entspannt stopfen wir alles in uns   (**hinein**).
Ein schlechtes Gewissen müssen wir nicht haben,
da wir beim Training alles bis zum Letzten   (**gaben**).

Kaffee kochen im Wandel des Jahrhunderts

Vor tausend Jahren haben Ziegen von den
Kaffeekirschen genascht,
das Ergebnis sah aus, als wären sie betrunken oder
hätten   (**gehascht**).
Auch die Menschen schätzen die anregende Wirkung
sehr,
und für die meisten muss morgens ein Kaffee   (**her**).
Viele filtern den Kaffee und schwören darauf,
andere lieben ihn türkisch und gießen das Wasser nur
          (**drauf**).
Kaffeemaschinen hielten Einzug in den 70er Jahren,
und das ist auch heute noch ein beliebtes   (**Verfahren**).
Dann wurden die Kaffeevollautomaten erfunden,
sie sind beliebt bei Geschäftsleuten und   (**Kunden**).
Den Kaffee bereitet man zu auf unterschiedliche Art,
so hat man Cappuccino, Espresso oder Latte
          (**parat**).
Mit Milchschaum oder Sahne wird Cappuccino gereicht,
Latte kann man durch Aromen verändern ganz
          (**leicht**).
Espresso trinkt man als i-Tüpfelchen nach dem Essen,
er ist stark, regt an und die Müdigkeit ist   (**vergessen**).
Geboren wurde der Kaffee to go,
er macht die Leute unterwegs munter und (**froh**).
Kaffeeautomaten gibt es auch für Zuhaus in klein,
sie sollen aber zum Teil recht teuer (**sein**).
Man kocht Kaffee mit Cups und Pads ziemlich fix,
für wahre Genießer ist das oft   (**nix**)

Ganz Schnelle bereiten sich einen löslichen Kaffee zu,
er schmeckt nicht jedem, ist aber fertig im   (**Nu**).
Kaffeesorten gibt es mittlerweile wie Sand am Meer,
er kommt aus verschiedenen Anbaugebieten   (**her**).
Meist ist er mit Koffein, aber manchmal auch ohne,
damit ich besser Herz und Kreislauf   (**schone**).

Rasen mähen im Wandel des Jahrhunderts

Rasen mähen musste man auch schon vor hunderten
von Jahren,
die Methoden aber natürlich andere　　　　(**waren**).
Die Menschen mussten eine Sense nutzen,
um das hohe Gras zu (**stutzen**).
Irgendwann wurde der Rasenmäher erfunden
und mit Muskelkraft drehte man seine　　　　(**Runden**).
Doch auch bei den Rasenmähern zog der Fortschritt ein,
mit Benzin angetrieben liefen sie fast von　　(**allein**).
Für Fußballfelder gab es sie als Fahrzeug, auf das man
sich setzte
und das Gras fiel auch gleich hinein in die　　(**Netzte**)
Dann gab es elektrische Mäher zu kaufen,
die waren leiser, doch man musste immer noch (**laufen**).
Waren die Leute nicht mit Aufmerksamkeit dabei,
schnitten sie sich ihr Kabel　　(**entzwei**).
Sogar der kleine Mann musste bald hinterher nicht mehr
harken,
dafür den Mäher in Abständen aber immer wieder
　　　　(**parken**).
Denn man muss ständig den Fangkorb ausleeren,
dafür entfällt das Harken, also nicht　　(**beschweren**).
Noch heute macht das fast jeder Gartenbesitzer so,
und manchen macht die Bewegung sogar　　(**froh**).
Alle drehen sie mähend ihre Runden,
doch es wurde bereits etwas Neues (**erfunden**).
Man kann tatsächlich schon Rasenroboter kaufen
Und nun müsste man wirklich nicht mehr selber
　　　　(**laufen**).

Wäsche waschen im Wandel der Zeit

Meine Oma wusch die Wäsche noch mit der Hand, das
war schwere Arbeit, wurde aber wenig   (**anerkannt**).
Meine Mutter hatte anfangs einen Waschautomat,
damit blieb ihr das Waschen per Hand   (**erspart**).
Nach dem Waschen wurde die Wäsche mit Schüsseln in
die Badewanne gebracht,
dort wurde das Spülen von Hand   (**gemacht**).
War man damit fertig, musste man sie zurückbringen,
die Wäsche kam in die Schleuder, das ersparte das
      (**Wringen**).
Doch Erfinder hatten ein Herz für die Frau,
bald stellten sie einen Waschvollautomaten zur
      (**Schau**).
Die Maschine machte alles allein,
man stopfte sie nur noch zum Waschen   (**hinein**).
Bald hat es dann auch Trockner gegeben,
und die Sachen musste man nur noch zusammen
      (**-legen**).
Heute ist Waschen keine Schinderei,
die Waschmaschine läuft ganz   (**nebenbei**).
Bügeln ist etwas, das müssen wir noch machen,
aber es gibt ja viele pflegeleichte   (**Sachen**).

Fußballzauber

Fußballmeisterschaften ließen Männerherzen schon
immer höher schlagen,
aber heutzutage auch Frauen über Herzklopfen
(**klagen**).
1954 gewann Deutschland die Weltmeistersschaft,
mit Sepp Herberger hat man es   (**geschafft**).
Als Wunder von Bern ging es in die Geschichte ein,
die Deutschen konnten wieder etwas selbstbewusster
(**sein**).
1974 gab es den Weltmeistertitel Nummer 2,
Beckenbauer, Bonhof und Breitner waren als Spieler
(**dabei**).
Gegen die Niederlande gingen sie als Sieger hervor,
Sepp Maier leistete Großes im   (**Tor**).
1990 kam WM-Sieg Nummer 3,
als Trainer war Beckenbauer diesmal   (**dabei**).
Gegen Argentinien haben die Jungs gewonnen
und damit den dritten Stern (**bekommen**).
2014 ist es der deutschen Mannschaft wieder gelungen,
und sie haben den vierten WM-Titel   (**errungen**).
Doch auch das Sommermärchen 2006 im eigenen Land,
brachte der Mannschaft viel Lob und die Zuschauer
außer Rand und   (**Band**).
Aber auch die Frauenmannschaft gehört zu den Besten
der Welt,
ihr Spiel mittlerweile auch den Männern   (**gefällt**).
Achtfacher Europameister und zweimal Weltmeister
obendrein,
darauf können sie wirklich mehr als stolz   (**sein**).

Die Olympiagoldmedaille haben sie nach Hause
gebracht,
all das hat den Frauenfußball populärer   (**gemacht**).

Vom fahrbaren Untersatz zur Luxuslimousine

Wenn ich an die Autos von früher denke,
und meine Aufmerksamkeit auf die Ausstattung (**lenke**),
kann da nur wenig gewesen sein,
denn viel fällt mir dazu nicht (**ein**).
Blinker, Licht und Scheibenwischer waren angebracht,
die Heizung war der einzige Luxus, an mehr wurde nicht
(gedacht).
Doch auch diese wärmte auch nicht so recht,
wenn man nicht wischte, dann sah man (**schlecht**).
Mit einer besseren Belüftung setzte der Fortschritt ein,
und die Heizung wärmte schneller, das war (**fein**).
Die beheizbare Heckscheibe war der letzte Schrei,
manchmal war eine elektrisch ausfahrbare Antenne
(**dabei**)
Mit eingebautem Radio mit Kassettenrekorder fühlte
man sich wie ein King,
das war schließlich schon ein ganz schön großes (**Ding**).
In den 70ern wurden Sicherheitsgurte eingebaut,
und auch die Motoren waren nicht mehr so (**laut**)
irgendwann war die Zentralverriegelung der große Hit,
wenn's ging, kaufte man ein Schiebedach (**mit**).
Elektrische Fensterheber, die kamen dazu,
mit einer Klimaanlage war das Auto 1000€ teurer im
(**Nu**).
Mit Bordcomputer und Navigationsgerät zeigt man,
was ein Autobauer denn so alles (**kann**).
Beheizbare und elektrisch verstellbare Sitze
gehören heut zum Standard, nein, ich mach keine
(**Witze**).

Eine Standheizung ist noch keine Selbstverständlichkeit,
doch in 2-3 Jahren ist auch das   (**soweit**).
Die Autos von morgen, die fahren allein,
der Fahrer wird dann nur noch Insasse   (**sein**).
Schon jetzt wird diese Technik erprobt
und der Fortschritt hoch   (**gelobt**).
Nur das mit den Abgasen kriegen sie nicht in den Griff,
da hilft Schummeln auf dem sinkenden   (**Schiff**).

Fernsehsendungen

Immer gern gesehen wurden die Samstagabend-Shows,
um 20.15 Uhr ging es pünktlich   (**los**).
Eine der ersten war der „Goldene Schuss"
auch der „große Preis" war für viele ein   (**Muss**).
Beliebt war am „laufenden Band" mit Rudi Carrell,
in der „ZDF Hitparade" sprach Dieter Thomas Heck sehr
        (**schnell**).
Hans-Joachim Kulenkampff mit „Einer wird gewinnen"
„Alles oder nichts" mit Egon Balder und Hella von
        (**Sinnen**),
„Dalli, Dalli" mit Hans oder Hänschen Rosenthal
„Auf los geht's los" mit Fuchsberger, das war
        (**einmal**).
Tutti Frutti erhitzte die Gemüter sehr,
später kam Günther Jauch und „wer wird   (**Millionär**)".
„Glücksrad" und „ein Kessel Buntes" sind Schnee von
gestern.
bei Big Brother und Dschungelcamp kann man richtig
        (**lästern**).
Deutschland sucht den Superstar ist ein Dauerbrenner,
doch auch das Supertalent ist ein ziemlicher
        (**Renner**).
Und ist gerade mal wieder ein Fernsehjahr um,
kommt's nächste Germanys next Topmodel mit Heidi
        (**Klum**).
Auch andere Castingshows wurden produziert
und die Leute schauen zu, wie man Träume   (**verliert**).
Kochsendungen werden gesendet in großer Zahl,
wer die Wahl hat, hat die   (**Qual**).

Die Staffel let's Dance gibt es einmal im Jahr,
ich weiß nicht mehr, wer der letze Gewinner   (**war**).
„Wetten dass" lief über drei Jahrzehnte und blieb
ungeschlagen,
Thomas Gottschalk sollte damit alle (**überragen**).

Mein ganz persönlicher Fernsehabend

Ich war ungefähr zwölf Jahre und meine Eltern gingen
aus,
und endlich war ich mal ganz allein (**Zuhaus**).
Ich plante einen Fernsehabend für mich,
einen spannenden Film, den suchte   (**ich**).
Es gab eine Sendung, die war nicht unter sechzehn
Jahren,
da würde ich sicher etwas Verbotenes   (**erfahren**).
Er fing jedoch leider erst sehr spät an,
so dass ich vor Müdigkeit zu zappeln   (**begann**).
Meine Enttäuschung war dann riesengroß,
denn in dem Film war eigentlich gar nichts   (**los**).
Kein Sex, keine Gewalt, also völlig unspektakulär,
irgendwann interessierte er mich gar nicht   (**mehr**).
Noch lange habe ich darüber nachgedacht,
warum wurde eine Altersbegrenzung   (**gemacht**)?
Wenn ich mir nun heute das Programm ansehe,
gibt es wieder Dinge, die ich nicht   (**verstehe**).
Viel öfter müsste eine Altersbegrenzung her,
die Kinder von heute schützt man nicht mehr so
          (**sehr**).
Selbst Kinderfilme sind manchmal richtig fürchterlich,
ja ich weiß, die Zeiten ändern   (**sich**).

Mein Leben

Ich ging zur Schule, hab eine Ausbildung gemacht,
die Welt steht mir offen, hab ich   (**gedacht**).
Die erste Angst, ich fasste mir ein Herz,
der erste Frust, der erste   (**Schmerz**).
Der erste Flirt, der erste Kuss,
und es kam, was kommen   (**muss**).
Die erste Liebe, es kribbelte im Bauch,
die erste Enttäuschung, die gab es   (**auch**).
Die Entscheidung für dich, die hab ich getroffen,
ein Auf und Ab, und immer wieder   (**hoffen**).
Das erste Kind, die ersten Sorgen,
die große Erfüllung, doch manchmal Angst vor (**morgen**).
Himmelhoch jauchzend, zu Tode betrübt,
fallen und aufstehen, tausendmal   (**geübt**).
Freude und Trauer, es ist alles dabei,
manchmal fühl' ich mich ohnmächtig, manchmal   (**frei**).
Es passiert so viel Schlimmes um mich herum,
ich stell' mehr als einmal die Frage nach dem   (**Warum**)?
Es ist nicht immer leicht, das Leben,
eine Balance zwischen nehmen und   (**geben**).
Die Ungerechtigkeit ist manchmal kaum zu ertragen,
es gibt manche Antwort, doch viel mehr   **Fragen**).
Ich versuche auf manches Einfluss zu nehmen,
und erfahre meine Grenzen, so ist das   (**eben**).
Wo's geht, mach ich die Welt schöner, ein kleines Stück,
ich schenke, ich helfe und bekomm' so viel   (**zurück**).
Die Welt verändert sich und ich bin mittendrin,
ich verändere mich mit, weil ich ein Teil von ihr   (**bin**).
Es kommt die Zeit, da schau ich nur noch zu,
übergebe den Staffelstab und dran bist dann   (**du**).

bereits erschienen:

Gefühlte Texte

Aus meinem Leben mit einer chronischen Erkrankung

Gedichte

Angela Weiland, Mauer Verlag, Rottenburg, 2008
ISBN - 978-3-86812-153-7

Das Heute zählt

Wenn Menschen ihre Erinnerungen verlieren,
geht oftmals weit mehr verloren,
da es für die Umwelt unerhört schwer ist,
den Verlust zu begreifen und zu akzeptieren.

Gedichte

Angela Weiland, BOD Verlag, Norderstedt, 2010
ISBN - 978-3-8423-5789-1

Querbeet

Gedanken zur Welt und ihren Bewohnern

Gedichte +

Angela Weiland, BOD Verlag, Norderstedt, 2013
ISBN- 978-3732287505

Pendelverkehr zwischen
Himmel und Hölle

Eine schwere, wenn nicht sogar lebensbedrohliche Erkrankung
ist ein extremer Einschnitt im Leben.
Ich habe die Verzweiflung und die Hoffnung,
das ständige Auf und Ab der Befindlichkeit, sowie die
Zerrissenheit ihrer Empfindungen miterlebt.
In meinen Gedichten bringe ich die ge- und erlebten Gefühle
zum Ausdruck.

Gedichte

Angela Weiland, BOD Verlag, Norderstedt, 2013
ISBN-978-3732239238

Aktives Zuhören
Kleine Geschichten in Reimen

zum Vervollständigen
für Menschen mit Demenz

Angela Weiland, BOD Verlag, Norderstedt, 2013
ISBN-978-37322-3355-7

Aktives Zuhören
Band 2
Kleine Geschichten in Reimen

zum Vervollständigen
für Menschen mit Demenz

Angela Weiland, BOD Verlag, Norderstedt, 2013
ISBN-978-3-7322-5123-0

Aktives Zuhören
Band 3
Kleine Geschichten in Reimen

zum Vervollständigen
für Menschen mit Demenz

Angela Weiland, BOD Verlag, Norderstedt, September 2016
ISBN-978-3-7412-6327-9